I0440528

Recetas para Mejorar la Disfunción Eréctil

Published by Francisco Alcaina

Copyright 2015 Francisco Alcaina

Introducción

Los hombres que nunca han experimentado problemas de erección en algún momento de sus vidas son en verdad raros, como evidencia el hecho de que la disfunción eréctil afecta a uno de cada diez hombres. No tiene que ser necesariamente una experiencia vergonzosa, traumática o que altere su vida.

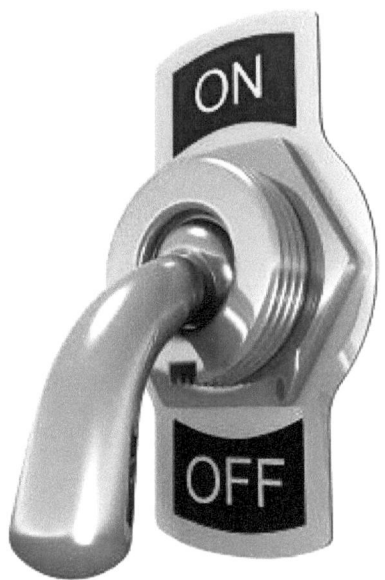

No tiene que sufrir con inútiles visitas al médico o vaciar su cuenta bancaria con los carísimos medicamentos y suplementos que, la mayoría de las veces ni funcionan.

¿Por qué hacerlo, cuando usted puede luchar contra el problema con toda naturalidad?

Con estas recetas de la Guía de la Disfunción Eréctil puede tratar su problema con éxito garantizado, en su casa y en cuestión de días.

Todo lo que necesita hacer es seguir las fabulosas recetas de la Guía, entender verdaderamente el tema y seguir las simples instrucciones, con ello se convertirá, de nuevo, en un hombre mucho más potente sexualmente.

En las siguientes páginas de recetas podrá conocer todo acerca de lo que significa una dieta saludable para personas con problemas de Disfunción Eréctil (programa de 4 semanas), estas recetas forman parte de mi Guía de Disfunción Eréctil, pero puede realizarlas independientemente y resolver de una vez ese pequeño problema masculino.

Todas las Recetas que le Ayudarán a superar esa fase de la vida.

Recetas para el Desayuno

Varios alimentos para el desayuno que ofrecen altos niveles de zinc. Considere la posibilidad de incluir estos alimentos en su desayuno, como parte de una dieta equilibrada. Las cantidades de zinc para cada tipo de alimento han sido extraídas de la base de datos nutricionales de la (USDA) Departamento de Agricultura de los Estados Unidos.

Mantequilla de Almendras:

La mantequilla de almendras – sin sal agregada - tiene 0.53 miligramos de zinc por cucharada. Extender sobre pan tostado integral o sobre un panecillo de harina de trigo integral tostado.

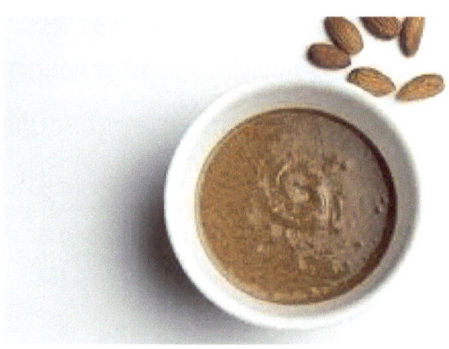

Pan de Trigo Integral:

El pan es un alimento para el desayuno muy versátil. Por ejemplo se pueden tostar, comer en un sándwich de tortilla o mojarlo en huevo y leche para hacer tostadas. Una rebanada de pan de trigo integral tiene 0.50 miligramos de zinc.

Panecillos Ingleses Integrales:

Pida estas delicias en su panadería o en el supermercado. Los panecillos ingleses integrales aportan 1.06 miligramos de zinc por panecillo. No se olvide de extender sobre ellos una cucharada de mantequilla de almendras.

Panecillos de Salvado de Avena:

Un panecillo del salvado de la avena medio (aproximadamente 100 gramos) contiene 2.08 miligramos de zinc. Combínelo con un plátano o una taza de frambuesas para un delicioso desayuno nutritivo rico en zinc

Avena:

Una taza de avena normal (sin enriquecer) con agua y sin sal aporta 2.34 miligramos de zinc. La avena se puede combinar con frutas con zinc: plátanos, uvas pasas, frambuesas o moras.

Leche:

Un desayuno básico, 1 taza de leche con 2 % de vitaminas A y D contiene 1,17 miligramos de zinc.

Yogur:

Los productos lácteos son una buena fuente de zinc. Una taza de yogur bajo en grasa contiene 2.03 miligramos de zinc. Como la avena, el yogur también puede ser complementado con fruta, frutos secos o incluso con germen de trigo tostado .

Germen de Trigo:

El germen de trigo en forma de cereales listos para comer tiene una gran cantidad de zinc: 18.84 miligramos por taza, o 4.73 miligramos por onza.

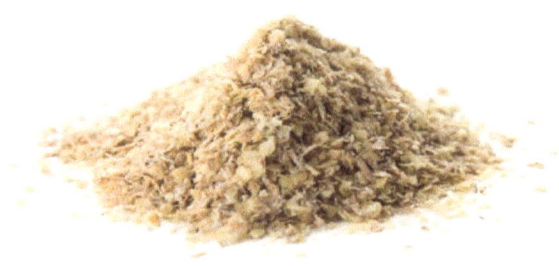

Huevos:

Los huevos son uno de los alimentos de desayuno más versátiles. Pueden ser fritos, duros, revueltos, mezclados en la masa para tortitas o en tortilla francesa con una tostada. Una taza de huevos revueltos contiene 2.29 miligramos de zinc. Un huevo duro grande contiene 0.52 miligramos de zinc.

Bacón:

Incluya tres lonchas de bacón a los huevos revueltos para incrementar otros 0.82 miligramos de zinc.

¿Le gusta más el bacón canadiense? Dos lonchas contienen 0.80 miligramos de zinc.

Recetas

Huevos Revueltos con Queso Fundido

El queso y los huevos saben muy bien juntos y pueden ayudar a combatir la osteoporosis. El motivo: El calcio del queso es más fácilmente absorbido por el cuerpo con la adición de huevos ricos en vitamina D.

Esta receta requiere queso fresco de cabra y unos cebollinos cortados para colocar en la parte superior.

Beneficio Nutricional para Hombres con Disfunción Eréctil: 16g Proteína

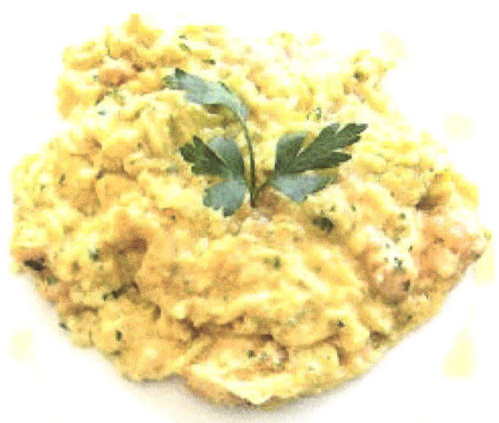

Ingredientes

2 cucharadas de mantequilla sin sal

1 cebolla roja pequeña, picada finamente

1 jalapeño, cortado en rodajas, incluidas las semillas

12 huevos, ligeramente batidos

¼ cucharadita de sal

½ cucharadita de pimienta negra recién molida

100 gramos de queso de cabra, desmenuzado

2 cucharadas de cebolleta finamente picada

Preparación

En una sartén de hierro fundido grande, derrita la mantequilla a fuego medio Agregar la cebolla y el jalapeño y cocine hasta que estén blandos (5–7 minutos).

Añadir los huevos, la sal y la pimienta y cocine, revolviendo, hasta que estén cuajados (unos 3 minutos).

Retirar la sartén del fuego y mezclar el queso de cabra y las cebolletas.

Servir inmediatamente con una tostada de pan integral o un panecillo inglés, si lo desea.

La receta es para 5 porciones.

Tenga cuidado de no comer los 12 huevos de una vez.

Frittata de Ricota y Verduras Variadas

Las proteínas, grasas saludables y las verduras hacen esta fritada deliciosa, baja en calorías, tan saludable como sabrosa. Los vegetales de hojas verdes oscuras como la col rizada, acelga, o la mostaza tienen aproximadamente 30 calorías por porción y están entre los alimentos más saludables que puede poner en su plato, con mucha vitamina A, C y K, además de fibra. No escatime en la cantidad de hierbas frescas en esta receta, ya que ofrecen una buena dosis de antioxidantes junto con el sabor.

Beneficio Nutricional para Hombres con Disfunción Eréctil: 14g Proteínas + Antioxidantes

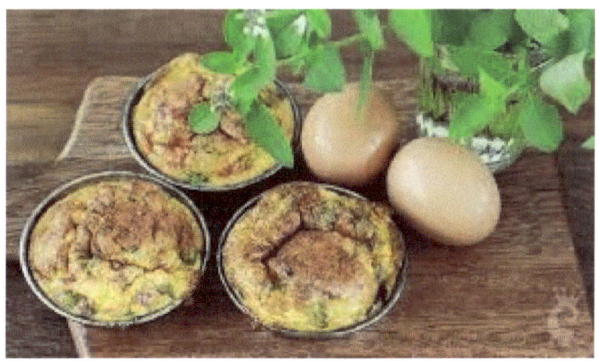

Ingredientes

1/3 de taza más 2 cucharadas de aceite de oliva, dividido

1 cebolla roja mediana, picada finamente

Una pizca de escamas de pimienta roja

450 gramos de lechugas mixtas picadas (tales como col rizada, acelga o mostaza)

10 huevos

2 cucharadas de queso parmesano rallado

½ cucharadita de sal, dividida

½ cucharadita mas 1/8 de pimienta negra recién molida, dividida

1 cucharada de vinagre de vino tinto

225 gramos de ricota descremada

1 taza de hojas de salvia fresca

3/4 de taza de hojas de perejil fresco

¼ de taza de hojas de menta fresca

1 diente de ajo, picado

1 cucharada de piñones

Preparación

Precalentar el horno a 180°C.

Calentar 1 cucharada de aceite en una sartén grande a fuego medio-alto. Agregar la cebolla y cocinar hasta que esté blanda (unos 4 minutos).

Añadir los copos de pimienta y la mitad de las verduras y cocinar hasta que ablanden y estén casi crujientes (unos 5 minutos); colocar las verduras salteadas en un colador. Repetir con las verduras restantes.

Enfriar un poco y apretar para escurrir ligeramente; transferir a un recipiente. Usando papel toalla, limpiar la sartén y reservar.

En un recipiente grande, batir los huevos, queso parmesano, ¼ de cucharadita de sal y ¼ de pimienta hasta que la mezcla esté integrada.

Agregar al recipiente las verduras, vinagre, queso ricota y 1/8 de cucharadita de pimienta y revolver para mezclar.

Colocar la mezcla de ricota en mezcla de huevo

Calentar 1 cucharada de aceite en la sartén a fuego medio.

Verter la mezcla del huevo en una cazuela y cocinar hasta el punto medio (unos 8 minutos).

Llevar al horno y hornear hasta que esté completamente cocinado (unos 15 minutos).

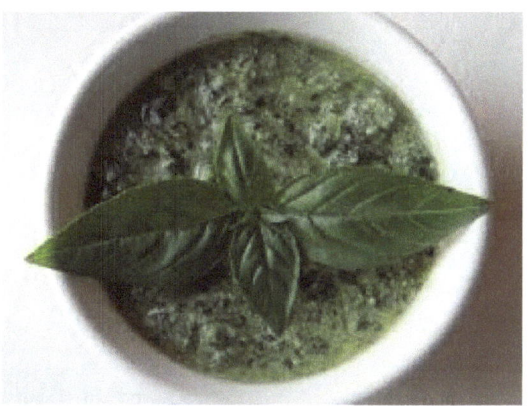

Para hacer la salsa pesto: Mezclar la albahaca, perejil, menta, ajo y piñones en un procesador de alimentos y triturar hasta que todos los ingredientes están cortados en pedazos grandes. Con el motor en marcha, lentamente agregar el restante 1/3 de taza de aceite y sazonar con ¼ de cucharadita de sal y ¼ de pimienta.

Retirar del horno y colocar en un plato para servir.

Cortar en 8 pedazos y servir con el pesto.

Tortilla de Atún y Queso Cremoso

Perfecta para la cena en una noche ajetreada, esta tortilla está llena de deliciosos quesos cremoso y mozzarella, aceitunas negras y atún. También es el desayuno ideal para hombres con disfunción eréctil, con una dosis saludable de proteínas, zinc y vitamina B3.

Beneficio Nutricional para Hombres con Disfunción Eréctil: 79g Proteínas + Zinc + Vitamina B3 [Niacina]

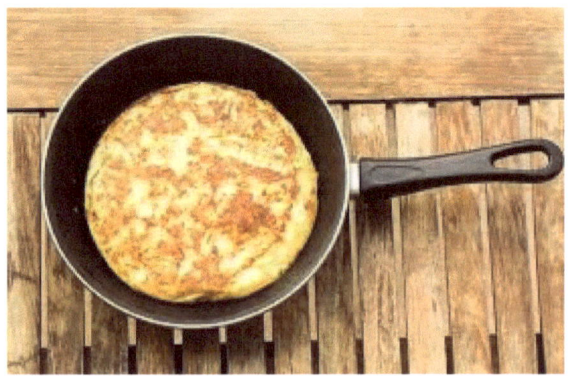

Ingredientes

2 cucharadas de aceite vegetal

½ cebolla pequeña picada

170 gramos de atún escurrido

1/3 taza de crema agria

3 cucharadas de queso cremoso

½ taza de queso mozzarella rallado

65 gramos de aceitunas negras cortadas

1/8 cucharadita de eneldo seco

1/8 cucharadita de ajo en polvo

5 huevos

¼ taza de leche

2 cucharadas de aceite vegetal

Preparación

Calentar 2 cucharadas de aceite en una sartén grande.
Cocinar y revolver la cebolla a fuego medio hasta que la
cebolla comience a dorarse.

Mezclar el atún, crema agria, queso cremoso, queso
mozzarella, aceitunas, eneldo, ajo en polvo y cebolla cocinada
en un recipiente grande.

Batir los huevos con la leche en un tazón grande.

Calentar 2 cucharadas de aceite en la sartén utilizada para
cocinar las cebollas. Verter la mezcla de huevo en la sartén
caliente.

Cuando los huevos se estén cocinando, levante los bordes para permitir que el líquido pase por debajo para cocinar.

Cuando los huevos estén casi hechos, colocar una cucharada de la mezcla de atún sobre una mitad de los huevos; doblar la otra mitad sobre el relleno.

Cubrir la cacerola y retirar del fuego.

Dejar la tortilla en la cazuela tapada hasta que el queso se haya derretido.

Sándwich de Bacón, Jalapeño y Huevo

Este crujiente sándwich de desayuno, con mucha carne fue inspirado por el clásico McMuffin, ¡pero es mucho mejor para usted! Esta versión requiere huevos orgánicos, pan integral, queso bajo en grasa y un jalapeño para estimular el metabolismo. El bacón de pavo bajo en grasa, con mucha proteína le ayudará a mantenerse lleno y satisfecho todo el día. Este saludable desayuno de sándwich de huevo es uno de las más sabrosas y nutritivas formas de energía matinales.

Beneficio Nutricional para Hombres con Disfunción Eréctil: 21g Proteína + Licopeno + Zinc

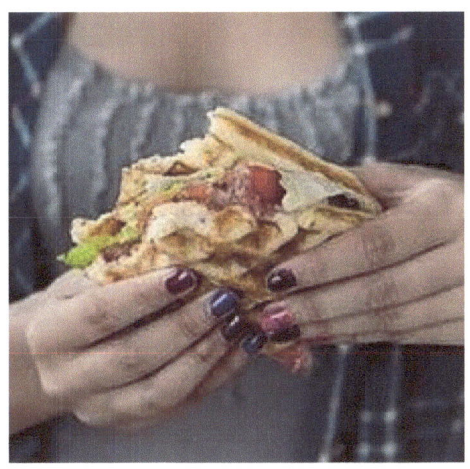

Ingredientes

- 1 pieza de bacón de pavo
- 1 panecillo de pan inglés integral
- Espray para cocinar
- 1 huevo orgánico
- 15 gramos de queso cheddar descremado, rallado
- Pimienta
- ½ jalapeño pequeño, finamente picado
- 2 cebollas rojas pequeñas picadas
- 1 tomate picado
- 4-5 ramitas de cilantro fresco

Preparación

Calentar una sartén a fuego medio.

Cocinar el bacón hasta que quede crujiente.

Reservar.

Colocar en la sartén el panecillo cortado por la mitad longitudinalmente. Esperar a que se tueste, 2 minutos.

Reservar.

Untar una sartén con aerosol para cocinar.

Cocinar el huevo unos 30 segundos. Espolvorear con pimienta y queso. Cocinar hasta que este a su gusto.

Colocar el huevo en una mitad del pan.

Colocar encima el bacón, chile jalapeño, cebolla, tomate, cilantro, y la otra mitad del pan.

Frittata de Col

En lugar de su tortilla de siempre, pruebe esta frittata al horno llena de antioxidantes, que utiliza col y tomates – ambos le ayudarán en la lucha contra la disfunción eréctil. Esta deliciosa receta es una buena fuente de hierro y proteína, con sólo 7 gramos de hidratos de carbono.

Beneficio Nutricional para Hombres con Disfunción Eréctil: 16g Proteína + Licopeno + Zinc + Antioxidantes

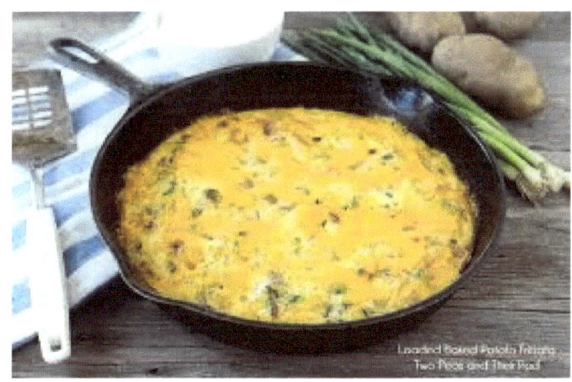

Ingredientes

6 huevos

4 claras de huevos grandes

3/4 cucharadita de sal kosher

½ cucharadita de pimienta negra

3 cucharadas de queso Gruyere o Parmesano rallado

2 cucharadas de orégano picado

Espray para cocinar

2 tazas de col rizada braseada sin queso, escurrida, picada

3/4 taza de tomates cereza, picados

Preparación

Precalentar el horno a 180°C.

En un recipiente grande, batir los 6 primeros ingredientes (con el orégano).

Untar ligeramente una bandeja para horno de hierro fundido o una sartén anti-adherente con aerosol para cocinar.

Calentar a fuego medio.

Añadir la col y los tomates.

Cocinar revolviendo ocasionalmente, hasta calentar, unos 3 minutos.

Añadir los huevos y agitar para distribuir.

Llevar al horno y hornear hasta que esté cocinado (unos 20 minutos).

Cortar en porciones.

Espárragos con Huevos Escalfados y Parmesano

Huevos poché, espárragos y parmesano hacen de esta la mejor receta para el desayuno-almuerzo, pero lo suficientemente ligera como para disfrutarla en cualquier momento. Los espárragos son un vegetal de temporada, están llenos de vitamina K y ácido fólico, que mantienen su sistema cardiovascular sano. Además, con 18 gramos de proteína, usted tendrá suficiente energía para el resto del día.

Beneficio Nutricional para Hombres con Disfunción Eréctil: 18g Proteínas + Zinc + Antioxidantes

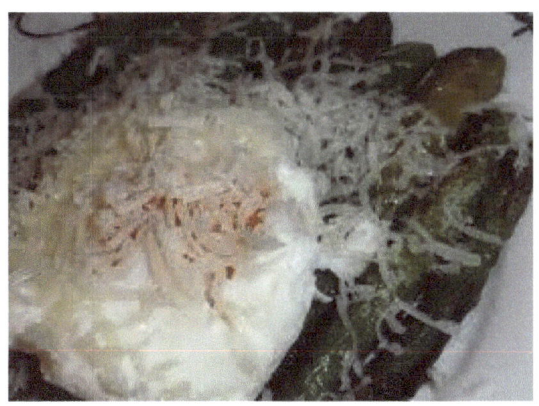

Ingredientes

8 huevos

1 cucharadita de vinagre blanco

1 cucharadita de sal, dividida

2 Manojos de espárragos, recortados (alrededor de 40)

1 cucharada de aceite de oliva extra virgen

1 diente de ajo picado

1 cucharada de mantequilla sin sal

2 cucharadas de zumo de limón

2 cucharadas de perejil finamente picado

Pimienta negra, al gusto

4 cucharadas de queso parmesano rallado, dividido

Preparación

Romper los huevos en 8 recipientes individuales (utilizar tazas, bowls, copas o vasos de papel).

Llenar una cazuela grande con agua hasta la mitad y añadir vinagre y ½ cucharadita de sal; poner a hervir a fuego medio-alto.

Mientras tanto, poner una cazuela media con agua a hervir, a fuego medio-alto.

Añadir los espárragos y cocinar de 3 a 4 minutos o hasta que estén crujientes. Retirar los espárragos, con pinzas de cocina, y reservar.

Secar la cazuela mediana. Añadir aceite de oliva y calentar a fuego medio.

Agregar el ajo y saltear 1 minuto.

Apagar el fuego, añadir la mantequilla y agitar la cazuela.

Agregar el jugo de limón, perejil, sal y pimienta; agitar la cazuela otra vez para mezclar.

Añadir los espárragos y 2 cucharadas de queso parmesano; dejar mezclar con la salsa.

Colocar lentamente cada huevo en el agua, a baja ebullición y cocer unos 2 minutos.

Apagar el fuego y retirar la cazuela del quemador.

Repartir los espárragos en 4 platos. (Poner los platos cerca de la cazuela con los huevos escalfados, y colocar un paño de cocina junto a los platos.)

Sacar los huevos del agua con una espumadera, uno por uno, secar la parte inferior de la espumadera en el paño de cocina para absorber el exceso de agua.

Colocar 2 huevos en cada plato, encima de los espárragos.

Verter la salsa restante sobre cada porción y espolvorear con las 2 cucharadas de queso parmesano restantes.
Servir inmediatamente.

Crostini con Espinacas, Huevo Poché y Salsa de Mostaza

¡Los famosos Huevos Benedict modernizados! La baja temperatura es la clave para hacer los huevos escalfados perfectos y la crema agria baja en grasa se transforma, con la ayuda de la mostaza, en una versión sabrosísima. Consejos: Usar pan integral eleva la cantidad de fibra.

Beneficio Nutricional para Hombres con Disfunción Eréctil: 13g Proteínas + Zinc + Antioxidantes

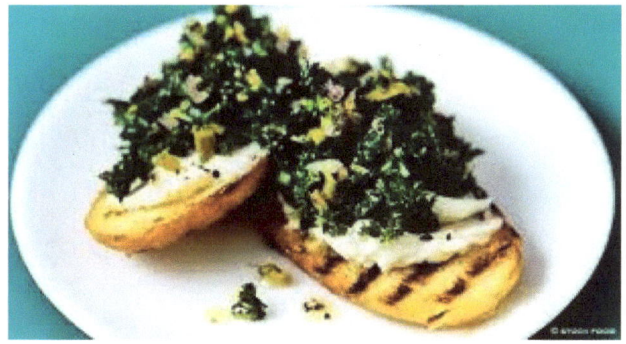

Ingredientes

¼ taza de crema agria baja en grasa

1 cucharada de mostaza de Dijon

1 cucharadita de zumo de limón

1 cucharada de cebolleta finamente picada

¼ cucharadita de sal kosher

¼ cucharadita de pimienta negra recién molida

2 cucharaditas de agua

4 rebanadas de pan integral crujiente, tostado

2 tazas de hojas de espinacas baby

1 cucharadita de vinagre blanco

4 huevos

Preparación

Mezclar la crema agria y los siguientes 5 ingredientes (hasta la pimienta) en un recipiente pequeño con el agua.

Colocar 1 rebanada de pan tostado en cada uno de los 4 platos y distribuir las hojas de espinacas encima.

En una olla grande, llenar hasta la mitad con agua y llevar a ebullición, después dejar que hierva a fuego muy bajo; añadir el vinagre.

Uno a uno, romper los huevos en una taza o cucharon y muy suavemente deslizarlos en el agua.

Cocer durante 2-3 minutos. Usando una espumadera, colocar un huevo escalfado encima de espinacas (dejar escurrir bien el agua antes de colocarlo encima).

Colocar un poco de salsa agria con mostaza (al gusto) sobre cada crostini antes de servir.

Recetas para el Almuerzo

Sándwich de Ensalada de Huevo con Berros

El Berro, un vegetal crucífero, agrega una sabrosa nota - y contiene fitonutrientes - a esta nueva versión de un clásico estadounidense.

Beneficio Nutricional para Hombres con Disfunción Eréctil: 16g Proteínas + Vitamina B3 [Niacina]

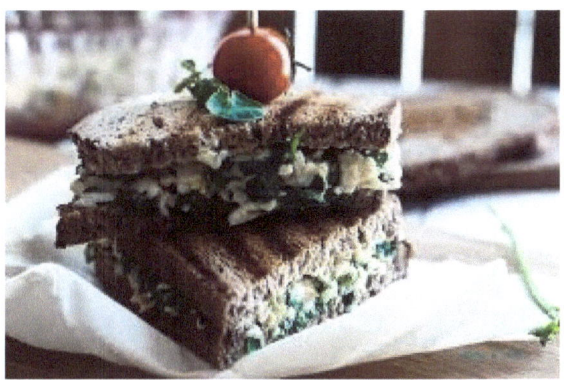

Ingredientes

8 huevos cocidos

3 cucharadas de nata descremada o yogur descremado

1 cucharada de mayonesa light

1 cucharada de mostaza en grano

4 cebollines, cortados y picados

Sal y pimienta al gusto

3/4 de taza de berros, lavados y sin tallo

8 rebanadas de pan de centeno

Preparación

Sacar las yemas de los huevos.

Colocar 2 yemas en un tazón pequeño y reservar el resto para usar en otra receta.

Picar la parte blanca de los huevos y reservar.

Triturar las yemas con un tenedor y agregar crema agria (o yogur), mayonesa y mostaza.

Añadir las claras picadas y los cebollines y sazonar con sal y pimienta.

Repartir el berro en 4 rebanadas de pan.

Colocar encima la ensalada de huevo y cubrir con las rebanadas de pan restantes.

Sándwich de Ensalada de Salmón

Una ensalada de salmón servida sobre pan de centeno agridulce, para una cena rápida — puede hacer doble cantidad, lo que le permitirá un almuerzo fácil al día siguiente.

Beneficio Nutricional para Hombres con Disfunción Eréctil: 22g Proteínas + Vitamina B3 [Niacina] + Licopeno + Antioxidantes

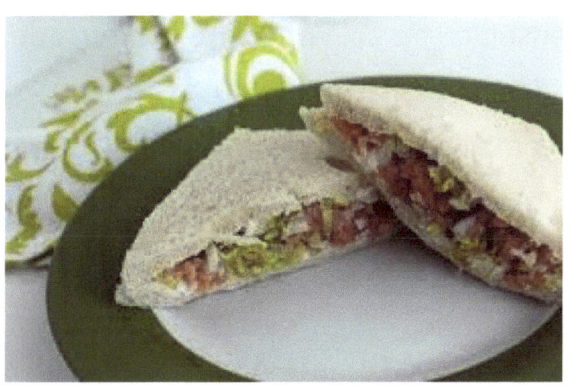

Ingredientes

2 latas de salmón salvaje de Alaska, escurrido

¼ taza de cebolla roja picada

2 cucharadas de zumo de limón

1 cucharada de aceite de oliva extra virgen

¼ cucharadita de pimienta negra recién molida

4 cucharadas de crema de queso light

8 rebanadas de pan especiado, tostadas

8 rodajas de tomate

2 hojas grandes de lechuga romana, cortada por la mitad

Preparación

Mezclar el salmón, cebolla, jugo de limón, aceite y pimienta en un recipiente mediano.

Esparcir 1 cucharada de crema de queso sobre cada una de las 4 rebanadas de pan.

Esparcir la ensalada de salmón sobre la crema de queso de las 4 rebanadas de pan.

Colocar encima 2 rodajas de tomate, un trozo de lechuga y cubrir con la otra rebanada de pan.

Ensalada de Pollo, Tomate Asado y Brócoli

La simple pero importante ensalada obtiene su importancia por el uso de tomates asados y un aliño preparado en la cazuela - que maximiza el sabor de los tomates.

Beneficio Nutricional para Hombres con Disfunción Eréctil: 24g Proteínas + Antioxidantes + Licopeno

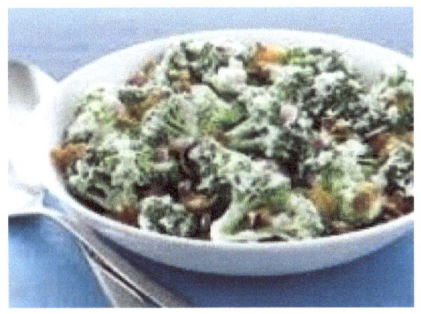

Ingredientes

600 gramos de pechugas de pollo sin hueso ni piel, o 3 tazas de pollo ya cocinado y desmenuzado (saltar el paso 1)

4 tazas de brócoli picado

600 gramos de tomates medianos

2 tazas más 3 cucharadas de aceite de oliva, dividido

1 cucharadita de sal

1 cucharadita de pimienta negra recién molida

½ cucharadita de chile en polvo

¼ taza de zumo de limón

Preparación

Colocar el pollo en una sartén o cacerola y cubrir con agua; llevar a ebullición a fuego alto.

Tapar, reducir el calor y cocinar a fuego bajo hasta que el pollo se cocine bien y no esté de color rosa en el centro, de 10 a 12 minutos.

Retirar y colocar sobre una tabla de cortar.

Cuando se haya enfriado, desmenuce con dos tenedores en trozos del tamaño bocado.

Poner una olla grande con agua a hervir, añadir el brócoli y cocinar hasta que esté blando, de 3 a 5 minutos.

Escurrir y mojar con agua fría hasta que se enfríe.

Mientras tanto, partir los tomates por la mitad a lo ancho.

Retirar las semillas y desechar.

Colocar lo tomates sobre papel toalla para escurrir el agua, durante unos 5 minutos.

Poner a calentar una sartén grande, de hierro fundido por ejemplo, hasta que se caliente.

Untar ambos lados de los tomates con 1 cucharadita de aceite y colocar el corte hacia abajo en la sartén.

Cocinar hasta que esté asado y comenzando a ablandar, de 4 a 5 minutos.

Untar ligeramente la parte superior con una cucharadita de aceite, dar la vuelta y cocinar hasta que la piel está asada, de 1 a 2 minutos más.

Colocar en un plato para enfriar.

No lavar la sartén.

Calentar las 3 cucharadas restantes de aceite en la sartén a fuego medio

Agregar la sal, la pimienta y el chile en polvo y cocinar, revolviendo onstantemente, hasta que se tueste ligeramente, alrededor de 45 segundos.

Lentamente verter el jugo de limón (puede salpicar), después retirar la cacerola del fuego.

Agitar para retirar bien el contenido de la sartén, con la ayuda de una espátula.

Picar los tomates gruesamente y mezclarlos en un recipiente grande con el pollo, brócoli y la preparación de la sartén; mezclar bien.

Burrito de Pavo, Maíz y Tomate Seco

Los granos del maíz frescos, los tomates y la lechuga llenan estos fabulosos rollitos de pavo. Este burrito es ideal para picnic o cuando tenga que comer estando de viaje. Añadir algunos trozos de queso feta o cheddar rallado le dará otro sabor. Se puede servir con palitos de zanahoria, rodajas de pimiento u otras verduras crujientes, además de su salsa favorita.

Beneficio Nutricional para Hombres con Disfunción Eréctil: 19g Proteínas + Antioxidantes + Licopeno

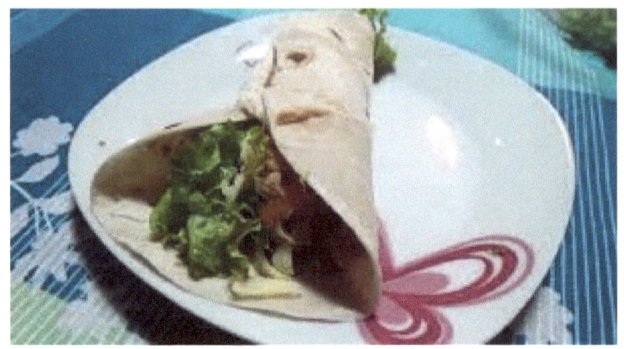

Ingredientes

1 taza de granos de maíz, fresco o congelado (descongelar)

½ taza de tomate fresco picado

¼ taza de tomates secos, picados

2 cucharadas de aceite de canola

1 cucharada de vinagre de vino tinto o de sidra

8 rodajas finas de pavo bajo en sodio (alrededor de 225 gramos)

4 tortitas integrales

2 tazas de lechuga romana picada

Preparación

Mezclar el maíz, tomate, tomates secos, aceite y vinagre en un recipiente mediano.

Dividir el pavo entre las tortitas.

Cubrir con partes iguales de la ensalada de maíz y lechuga.

Enrollar.

Servir los burritos cortados por la mitad, si se desea.

Rollito de Cangrejo

Este original y saludable rollo de bogavante utiliza cangrejo porque es generalmente más fácil – y más barato – de comprar. Pero por supuesto, use el bogavante si lo prefiere. Se puede servir con una ensalada de col y una cerveza helada.

Beneficio Nutricional para Hombres con Disfunción Eréctil: 21g Proteínas + Antioxidantes

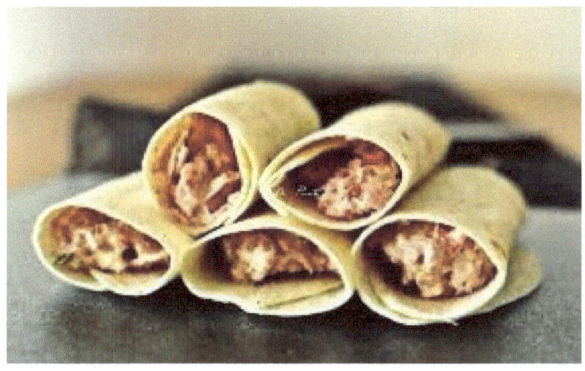

Ingredientes

¼ de taza de mayonesa descremada

1 cucharada de ralladura de limón

3 cucharadas de zumo de limón

10 chorritos de salsa picante, como Tabasco

½ cucharadita de pimienta negra recién molida

1/8 cucharadita de sal

¼ taza de chalota finamente picada

¼ taza de apio finamente picado

¼ taza de cebollino fresco finamente picado, dividido

12 onzas de carne de cangrejo cocida, escurrir si es necesario, eliminar cualquier concha o cartílago

8 hojas de lechuga roja o verde

4 panecillos del hot-dog integrales (tostados, si se desea)

Preparación

Batir la mayonesa, ralladura de limón, jugo de limón, salsa picante, pimienta y sal en un recipiente mediano.

Mezclar bien con 3 cucharadas del cebollino, la chalota y el apio.

Mezclar el cangrejo muy suavemente para que no se rompa demasiado.

Colocar en cada pan la lechuga y dividir el relleno de cangrejo entre los panecillos.

Decorar con el cebollino restante.

Ensalada de Pollo y Frijoles Blancos

El calabacín y el apio darán a esta ensalada de pollo y frijol un agradable toque crujiente. Generalmente se sirve sobre un lecho de escarola ligeramente amarga, pero sirve cualquier tipo de ensalada verde.

Beneficio Nutricional para Hombres con Disfunción Eréctil: 34g Proteínas + Antioxidantes + Zinc

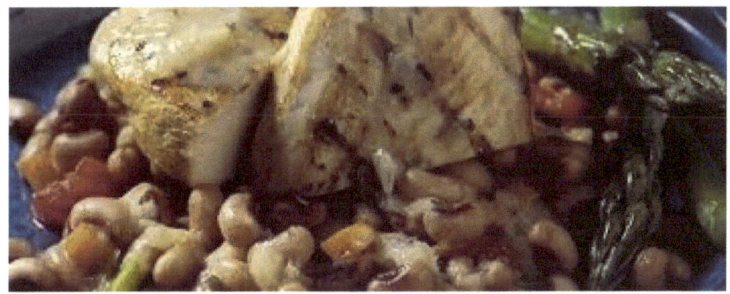

Ingredientes

Vinagreta

   1 diente de ajo

   ¼ cucharadita de sal

   5 cucharadas de aceite de oliva extra virgen

   6 cucharadas de zumo de naranja, o más, al gusto

   ¼ taza de vinagre de vino blanco o de vino tinto

   1 cucharada de mostaza de Dijon

Ensalada

1 (350 gramos) lata de frijoles blancos, enjuagados y escurridos

2 ½ tazas de dados de pechuga de pollo cocinada

2 tazas de calabacín en dados o calabaza de verano

1 ½ tazas de apio picado

¼ taza de queso ricota, halloumi o feta

1/3 taza de tomates secos bien escurridos (opcional)

1 taza de albahaca fresca picada, además de hojas de albahaca entera para decorar

Sal y pimienta al gusto (opcional)

2 tazas de escarola o lechuga romana troceadas

2 tazas de hojas de achicoria troceadas

Preparación

Para preparar la vinagreta:

Pelar los dientes de ajo y aplastar con la hoja del cuchillo.

Con un tenedor, triturar el ajo con ¼ de cucharadita de sal en un recipiente hasta formar una pasta gruesa.

Batir en 5 cucharadas de aceite.

Añadir 6 cucharadas de zumo de naranja, el vinagre y la mostaza; batir hasta que todo esté bien mezclado.

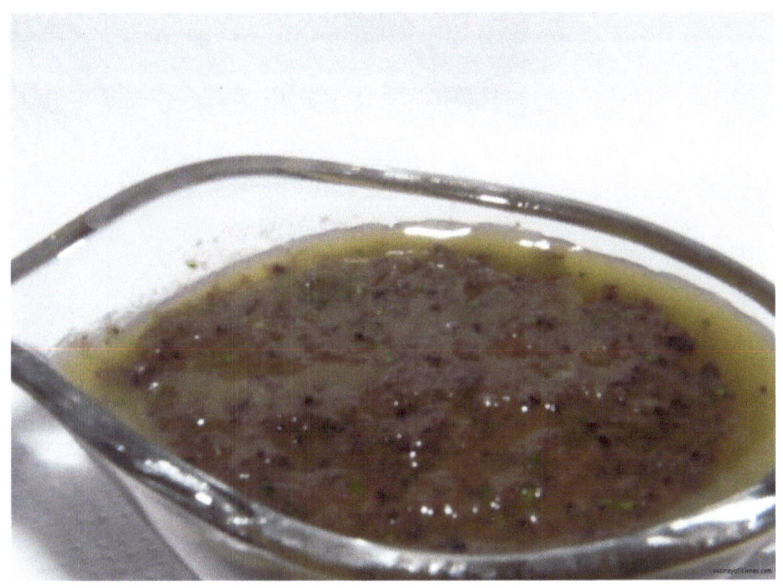

Probar la mezcla, puede añadir hasta 4 cucharadas más de zumo para dar sabor; sazonar con sal, si lo desea

Dejar reposar a temperatura ambiente.

Para preparar la ensalada:

Mezclar las alubias, pollo, calabacín (o calabaza), apio, queso y tomates secos (si se usan) en un recipiente grande hasta que esté bien mezclado.

Agregar la albahaca picada y 3/4 de taza de vinagreta; mezclar hasta integrar. Probar y sazonar con sal y pimienta, si se desea.

Mezclar la vinagreta restante con la escarola (o lechuga romana) y la achicoria en un recipiente mediano.

Servir la ensalada sobre la verdura, adornando con hojas de albahaca fresca.

Ensalada "Comer Bien"

Esta ensalada de es fiel a la original, con todas sus cosas buenas, pollo, huevos, bacón, aguacate y una salsa picante. Pero cortando la grasa saturada a la mitad y duplicando la cantidad de grasa mono insaturada saludable. He colocado el queso azul como opcional, pero la ensalada es tan nutritiva que sólo puede disfrutar comiendo un poco.

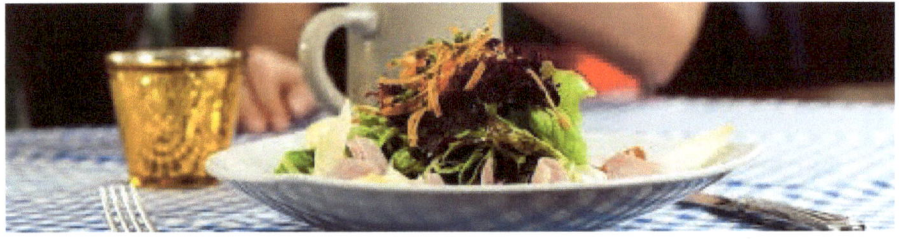

Beneficio Nutricional para Hombres con Disfunción Eréctil: 21g Proteínas + Licopeno + Antioxidantes + Zinc + Vitamina B3 [Niacina]

Ingredientes

3 cucharadas de vinagre de vino blanco

2 cucharadas de chalota finamente picada

1 cucharada de mostaza de Dijon

1 cucharadita de pimienta negra recién molida

¼ cucharadita de sal

3 cucharadas de aceite de oliva extra virgen

10 tazas de mezcla de lechugas

1 pechuga grande de pollo cocinada y desmenuzada (unos 225 gramos)

2 huevos duros, pelados y picados

2 tomates medianos picados

1 pepino grande, sin semillas y en rodajas

1 aguacate, cortado en dados

2 tiras de bacón, cocinado

½ taza de trozos de queso azul (opcional)

Preparación

Mezclar el vinagre, la chalota, mostaza, pimienta y la sal en un recipiente pequeño.

Colocar aceite y batir hasta que esté combinado.

Colocar las lechugas en un recipiente grande.

Agregar la mitad de la preparación y revolver para mezclar.

Dividir la lechuga en 4 platos.

Colocar porciones iguales de pollo, huevo, tomate, pepino, aguacate, bacón y queso azul (si se usa) encima de la lechuga.

Rociar las ensaladas con el aderezo restante.

Recetas para la Cena

Koftas de Cordero con Yogur Especiado ricas en Zinc, con cordero, germen de trigo y yogur.

Koftas de Cordero

250g de cordero picado

140g de piñones, picados muy finos

1 huevo

140g de germen de trigo

1 cebolla muy picada

2 cucharadas de perejil finamente picado

1 cucharada de aceite de oliva, para freír

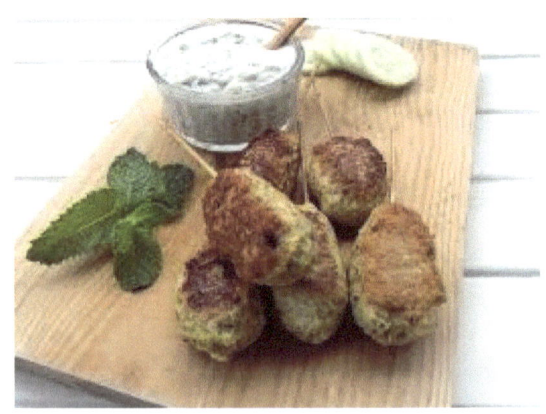

Dip de Yogur

200g yogur griego desnatado

1 cucharada de cilantro fresco finamente picado

1 chile rojo, sin semillas y finamente picado

1 cucharadas de perejil finamente picado

½ cucharada de comino

1 cucharada de menta fresca finamente picada

1 diente de ajo, picado

Preparación

Colocar el germen de trigo en un recipiente grande y cubrir con agua fría.

Dejar reposar diez minutos, luego escurrir y secar con papel de cocina para eliminar el exceso de agua.

Colocar el germen de trigo, carne de cordero picada, huevo, cebolla, piñones y perejil en un recipiente grande y mezclar.

Tomar cantidades pequeñas, aproximadamente del tamaño de una pelota de golf, hacer bolitas y colocar en una bandeja de horno, cubrir con un filme plástico y colocar en el refrigerador durante media hora.

Mientras que esa mezcla se enfría, preparar el yogur.

Colocar el chile, menta, perejil, cilantro, ajo, comino y yogur en un recipiente limpio y mezclar bien.

Cocinado

Calentar una cucharada de aceite en una sartén grande a fuego medio. Añadir las bolitas de kofta y freír, girar regularmente, hasta que estén doradas y completamente cocinadas.

Arroz Negro al Curry con Pastel de Carne

Un pastel de carne no tiene que ser aburrido o seco. Esta versión es jugosa, con arroz cocido y muchas verduras. El curry da más sabor a la carne y el chutney de mango en la parte superior sustituye a la tradicional salsa kétchup.

Beneficio Nutricional para Hombres con Disfunción Eréctil: 33g Proteína + Zinc (45% dosis diaria)

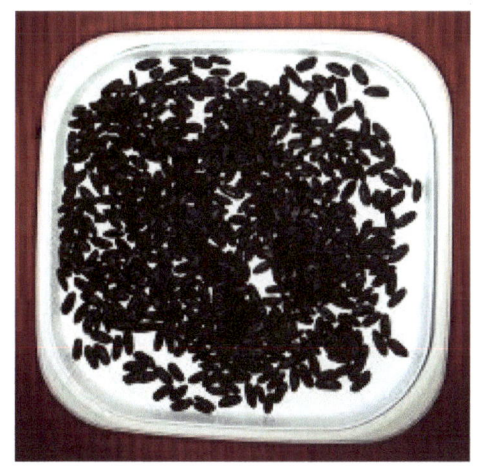

Ingredientes

½ taza de arroz Japónica negro o arroz de grano largo

1 taza de agua

1 calabacín mediano, rallado (no muy fino)

1 cucharada de aceite de nuez o de oliva extra virgen

1 cucharada de jengibre fresco picado

2 dientes de ajo, picados

1 cebolla amarilla mediana, picada finamente

2 tallos de apio, finamente picado

1 cucharada de curry en polvo

2 cucharadas de salsa Worcestershire

1 cucharadita de sal

2 Libras de carne de ternera magra picada

1 huevo batido

1/3 taza de mango agridulce, o más si se desea servir en el plato

Preparación

Colocar el arroz y el agua a hervir en una cacerola pequeña a fuego alto.

Reducir el fuego al mínimo, cubrir y hervir a fuego lento hasta que el agua se absorba y el arroz esté tierno, de 30 a 50 minutos.

Retirar del fuego y dejar reposar, cubierto, durante 10 minutos.

Mientras tanto, exprimir cualquier exceso de humedad del calabacín.

Calentar el aceite en una sartén grande a fuego medio.

Añadir el jengibre y el ajo y cocinar, revolviendo, hasta que esté cocinado, unos 30 segundos.

Añadir la cebolla, el apio y el calabacín; cocinar, revolviendo frecuentemente, hasta que se ablanden, unos 5 minutos.

Agregar el curry en polvo; cocinar 1 minuto.

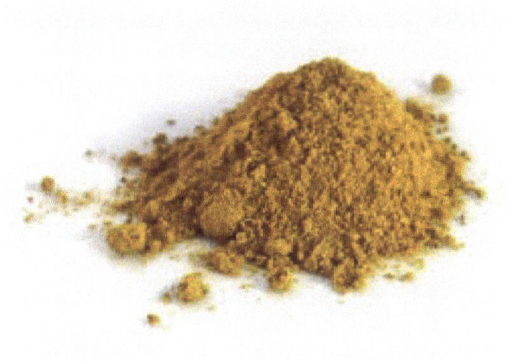

Agregar la salsa Worcestershire y la sal, mezclar.

Transferir a un recipiente grande y dejar enfriar por 15 minutos.

Precalentar el horno a 180°C.

Rociar con espray de cocina una bandeja o parrilla para hornear.

Verter el arroz cocido en una tabla de cortar limpia y picar los granos en pequeños trozos con un cuchillo grande.

Colocar en el recipiente con las verduras, añadir la carne picada y el huevo y mezclar suavemente hasta mezclar.

Colocar la mezcla en el molde preparado y dar forma de pan, 25 x 12 cm aproximadamente.

Esparcir el mango agridulce uniformemente en la parte superior.

Hornear hasta que un termómetro de lectura instantánea insertado en el centro del pastel de carne registre 80°C, de 1 hora a 1 1/4 horas.

Dejar enfriar por 10 minutos antes de cortarlo.

Servir con mango agridulce adicional, si se desea.

Hamburguesa de Pollo Cordón Bleu

Inspirada en los clásicos sabores del Pollo Cordón Bleu - jamón, queso suizo y tomillo - esta hamburguesa de pollo es fácil de hacer. Nos gusta usar pollo normal, una mezcla de carne de muslo y ala, para ayudar a mantener esta hamburguesa jugosa, pero no dude en utilizar el 100% de pechuga de pollo si desea una hamburguesa más baja en grasa. Usted evitará 20 calorías y 1 gramo de grasa saturada. Servir con brócoli asado.

Beneficio Nutricional para Hombres con Disfunción Eréctil : 29g Proteína + Zinc (21% dosis diaria) + Antioxidantes

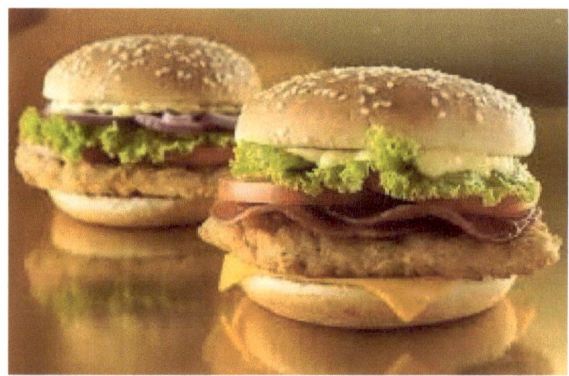

Ingredientes

¼ de taza de mayonesa descremada

1 cucharadita de mostaza de Dijon

5 cucharadas de chalota finamente picada, dividida

1 ½ cucharadas de perejil finamente picado, dividido

400 gramos de carne de pollo

1/3 taza de jamón dulce finamente picado

¼ cucharadita de sal

¼ cucharadita de pimienta negra recién molida

4 lonchas de queso suizo

8 rebanadas de pan de centeno pequeñas o 4
rebanadas grandes, cortadas por la mitad, tostadas

12 hojas grandes de espinacas, tallos duros eliminados

Preparación

Precalentar la parrilla a temperatura media/alta

Mezclar la mayonesa, la mostaza, 1 cucharada de chalota y ½
cucharadita de tomillo en un recipiente pequeño.

Reservar.

Colocar las restantes 4 cucharadas de chalota, 1 cucharadita
tomillo, pollo, jamón, sal y pimienta en un recipiente mediano.

Mezclar ligeramente, no mucho.

Formar 4 hamburguesas.

Colocar un poco de aceite en la plancha.

Cocinar las hamburguesas, volteándolas una vez, hasta que
estén a su gusto, de 4 a 5 minutos por cada lado en la parrilla.

Colocar sobre cada hamburguesa una loncha de queso y cocinar hasta que se derrita (a su gusto), de 1 a 2 minutos. Colocar las hamburguesas en el pan tostado, con la mayonesa de hierbas y las espinacas.

Strata de Tomate y Espinacas

Esta deliciosa Strata inspirada en la lasaña está de rechupete, tiene el queso, verduras, huevos y salsa marinara, pero usa el pan integral en vez de masa, lo que la hace aún más fácil de hacer. Su aspecto suculento oculta el hecho de que es baja en grasas y hecha exclusivamente con ingredientes sanos para usted. ¡Por supuesto, también sirve para el desayuno o almuerzo – aunque yo siempre la preparo para una cena ligera!

Beneficio Nutricional para Hombres con Disfunción Eréctil: 20g Proteína + Licopeno + Zinc + Antioxidantes

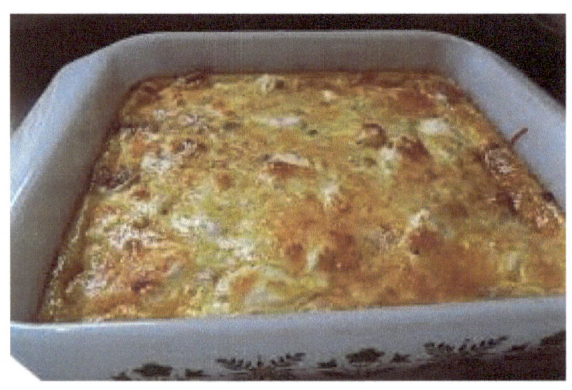

Ingredientes

4 cucharadas de aceite de oliva extra virgen, dividido

1 cebolla mediana picada

220 gramos de setas o champiñones, cortadas muy finas

½ cucharadita de pimienta negra recién molida, dividida

¼ cucharadita de sal

450 gramos de queso ricota bajo en grasa

300 gramos de espinacas congeladas, descongeladas y escurridas, o 600 gramos de espinacas frescas, cortadas, cocinadas y escurridas.

Una pizca de nuez moscada recién rallada (al gusto)

2 tazas de salsa marinara preparada, dividida

6 rebanadas de pan integral, preferentemente del día anterior

½ taza de queso mozzarella bajo en grasa rallado

3 huevos

1 taza de leche descremada

¼ de taza de queso parmesano rallado

2 cucharadas de perejil fresco picado

Preparación

Untar una bandeja para hornear con espray de cocina (tamaño medio).

Calentar 2 cucharadas del aceite en un sartén grande a fuego medio.

Agregar la cebolla y cocinar, revolviendo frecuentemente, hasta que se ablande pero sin que se dore, de 5 a 8 minutos. Colocar en un recipiente.

Añadir las restantes 2 cucharaditas de aceite a la sartén; subir la temperatura a medio-alta.

Añadir los champiñones/setas y cocinar, revolviendo, hasta que la humedad se haya evaporado, de 4 a 5 minutos.

Incorporar al recipiente con las cebollas, añadir sal y ¼ cucharadita de pimienta y mezclar todo .

Mezclar la ricota, espinacas, nuez moscada y el restante ¼ de cucharadita de pimienta en otro recipiente.

Colocar 1 taza de salsa marinara en la fuente para el horno preparada.

Dividir cada rebanada de pan en 4 pedazos, más o menos iguales; colocar la mitad del pan en la salsa (la salsa no tiene que cubrir totalmente el pan).

Colocar la mezcla de ricota sobre el pan.

Poner el pan restante sobre la ricota.

Esparcir la mezcla de champiñones/setas sobre el pan.

Cubrir con la mozzarella. Colocar la salsa marinara restante en la parte superior.

El pan estará muy lleno.

Batir los huevos con la leche en un recipiente pequeño.

Verter la mezcla lentamente sobre la cazuela, empujando el relleno suavemente con la punta de un cuchillo hasta que se distribuya uniformemente la mezcla de huevo y el pan esté saturado.

Untar un trozo de papel aluminio con aerosol para cocinar en uno de los lados y tapar la bandeja, con la parte rociada para abajo.

Refrigerar por al menos 2 horas o máximo 1 día.

Precalentar el horno a 180°C, hornear, sin cubrir, durante 40 minutos. Espolvorear con parmesano y hornear hasta que se dore, unos 10 minutos más.

Dejar reposar 10 minutos.

Servir espolvoreado con perejil.

Salmón con Salsa de Vino Tinto

Las setas secas dan a esta rica salsa de vino tinto un sabor casi carnoso. Búsquelos en el departamento de un gran supermercado o en tiendas especializadas. Si no es muy fan de salmón, pruebe la receta con fletan en su lugar. Servir con cebada con perejil y brócoli al vapor.

El Doble: Prepare el doble de salsa en una sartén grande, congele la mitad y reducirá el tiempo necesario la próxima vez que la quiera utilizar.

Cocinar 1 kg de salmón en dos hornadas, añadiendo más aceite si es necesario.

Beneficio Nutricional para Hombres con Disfunción Eréctil: 31g Proteínas + Zinc + Vitamina B3 [Niacina] + Antioxidantes

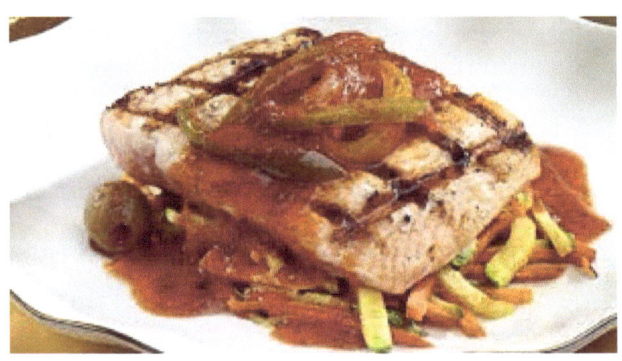

Ingredientes

100 gramos de setas deshidratadas (a su elección)

1 taza de agua hervida

2 cucharaditas de maicena

2 cucharaditas más 1 cucharada de aceite de oliva extra virgen, dividido

1/3 taza de chalota finamente picada

3/4 de vaso de vino tinto seco

1 taza de caldo de marisco o 1 botellita de jugo de almejas

1 cucharadita de mantequilla

1-2 cucharaditas de zumo de limón

½ cucharadita de sal, dividida

½ cucharadita de pimienta negra recién molida, dividida

500 gramos de filete de salmón, cortado en 4 porciones

Preparación

Mezclar las setas y el agua hirviendo en un recipiente pequeño.

Dejar en el agua hasta que los champiñones estén totalmente hidratados, de 12 a 15 minutos.

Colar el líquido a un recipiente, utilizado un colador con un papel toalla . Aclarar los champiñones con agua y picar finamente.

Mezclar 1 cucharada del líquido del remojo de las setas y la maicena en un tazón pequeño.

Calentar 2 cucharadas del aceite en un sartén grande a fuego medio.

Agregar la chalota y cocinar hasta que esté blanda (unos 2 minutos).

Añadir los champiñones y cocinar por 1 minuto más.

Agregar el vino y cocinar, revolviendo, hasta que se reduzca, de 2 a 3 minutos. Añadir el restante líquido del remojo y el caldo de marisco (o jugo de almejas) a la sartén.

Bajar el fuego y cocinar hasta que la salsa se reduzca, de 10 a 14 minutos.

Remover la mezcla de maicena y agregarla a la salsa hirviendo . Cocinar, revolviendo, hasta que quede ligeramente espeso, de 1 a 2 minutos. Retirar del fuego y agregar la mantequilla, jugo de limón, ¼ de cucharadita de sal y ¼ de cucharadita de pimienta.

Mientras tanto, sazonar el salmón con la restante sal y pimienta.

Calentar la cucharada de aceite restante en una sartén grande a fuego medio-alto.

Agregar el salmón y cocinar hasta que esté cocinado, de 3 a 5 minutos por cada lado.

Servir con la salsa de setas.

Pasta a la crema de Ajo con Gambas y Verduras

La mezcla de la salsa de yogur al ajo, de inspiración oriental, con la pasta, las gambas, espárragos, guisantes y pimiento rojo da un estilo fresco, satisfaciendo cualquier comida de verano.

Servir con: Rodajas de pepino y tomate con jugo de limón y aceite de oliva.

Beneficio Nutricional para Hombres con Disfunción Eréctil: 34g Proteínas + Zinc + Antioxidantes + Nitratos

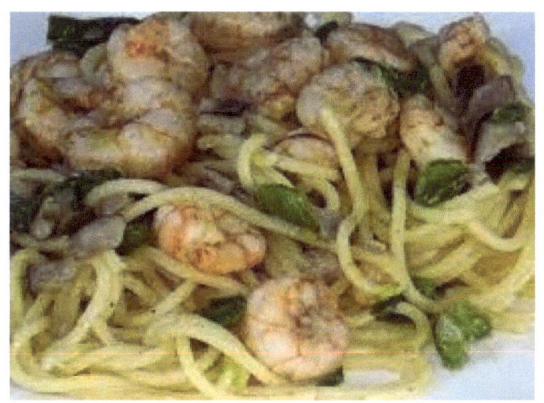

Ingredientes

150 gramos de spaghetti integrales

300 gramos de gambas peladas y sin venas, cortadas en pedazos

1 manojo espárragos, recortados y finamente picados

1 pimiento rojo grande, finamente picado

1 taza de guisantes frescos o congelados

3 dientes de ajo, picados

1 ¼ cucharadita de sal kosher

1 ½ tazas de yogur sin grasa o bajo en grasa

¼ de taza de perejil de hoja plana fresco picado

3 cucharadas de zumo de limón

1 cucharada de aceite de oliva extra virgen

½ cucharadita de pimienta negra recién molida

¼ de taza de piñones tostados

Preparación

Poner una olla grande de agua a hervir.

Añadir los espaguetis y cocinar por 2 minutos menos de lo que marcan las instrucciones del paquete.

Añadir las gambas, espárragos, pimiento y los guisantes y cocinar hasta que la pasta esté hecha y las gambas cocidas, de 2 a 4 minutos más.

Escurrir muy bien.

Machacar el ajo y la sal en un recipiente grande hasta que forme una pasta. Incorporar el yogur, perejil, jugo de limón, aceite y pimienta y mezclar.

Añadir la pasta y mezclar bien. Servir espolvoreado con piñones (si se usan).

Estofado de Pollo con Crema de Puerros

Un toque de crema de leche, unos dientes de ajo y unas ramitas de tomillo redondean el sabor del puerro tierno de esta receta de pollo estofado. La crema es rica y suave, maravillosa sobre pasta integral de huevo o un puré de patatas. Los puerros cultivados en la huerta casera y a los que se puede encontrar en la tienda pueden ser de tamaño muy diferente. Los puerros de la huerta casera tienden a ser más pequeños, así que si está usando puerros de la huerta, asegúrese de elegir suficientes para llenar la cazuela.

Beneficio Nutricional para Hombres con Disfunción Eréctil: 32g Proteínas + Nitratos + Antioxidantes + Zinc

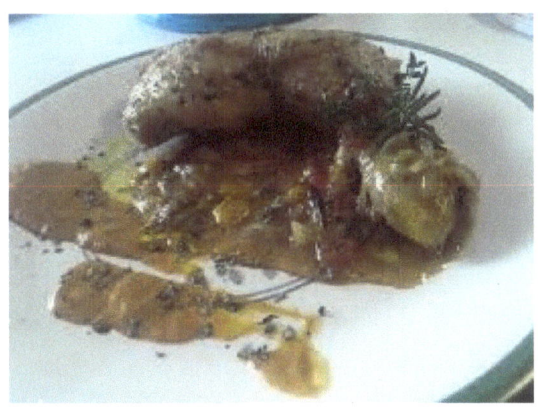

Ingredientes

4 puerros grandes o 8 medianos

2 tazas de caldo de pollo bajo en sodio

6 dientes de ajo, partidos por la mitad

6 ramitas de tomillo fresco

4 pechugas de pollo deshuesadas y sin piel (aprox. 150 gramos cada una)

½ cucharadita de sal, dividida

½ cucharadita de pimienta negra recién molida, dividida

1 cucharada de aceite de oliva extra virgen

½ taza de crema de leche

Preparación

Precalentar el horno a 200°C.

Cortar las raíces y las partes verde oscuro de los puerros, dejando solo la parte blanca.

Cortar los puerros por la mitad longitudinalmente (o en cuartos, si es grande) y enjuagar bien.

Colocar los puerros en una sola capa en una fuente mediana para el horno, colocar muy juntos.

Verter el caldo; sumergir los dientes de ajo y el tomillo en el caldo, entre los puerros.

Cocer los puerros durante 40 minutos.

Después de 30 minutos, espolvorear el pollo con ¼ de cucharadita de sal y ¼ de pimienta.

Calentar el aceite en una sartén grande a fuego medio; añadir el pollo y cocinar hasta que esté dorado, de 3 a 5 minutos por cada lado.

Retirar del fuego.

Después de 40 minutos, retirar los puerros del horno y colocar el pollo entre los puerros.

Añadir la crema y el ¼ de cucharadita de sal restante a la sartén caliente (pero sin encender el fuego).

Retirar cualquier resto pegado en la sartén y dejar que la crema se caliente con el calor de la sartén.

Verter la mezcla de la crema sobre el pollo y los puerros.

Colocar la bandeja en el horno y cocinar hasta que la pechuga esté cocinada a su gusto, de 10 a 15 minutos.

Servir el pollo con los puerros, colocando la salsa sobre ambos.

Recetas de Bebidas

Cacao Caliente y Espumoso con Cáñamo

¡Esta versión crudivegana, cálida y reconfortante de chocolate caliente será uno de tus mejores aliados durante los meses de invierno! ¡Rico en hierro, proteínas y otros minerales vivificantes, esta es una bebida realmente potente! Una única porción cubre casi la mitad de sus necesidades diarias de proteína. A mí me gusta la bebida de cacao bastante oscura y amarga, pero eso es cuestión de gustos. Para una bebida más dulce, utilizar el doble de edulcorante. Debe usar agua caliente para hacer el chocolate.

Beneficio Nutricional para Hombres con Disfunción Eréctil: Proteínas

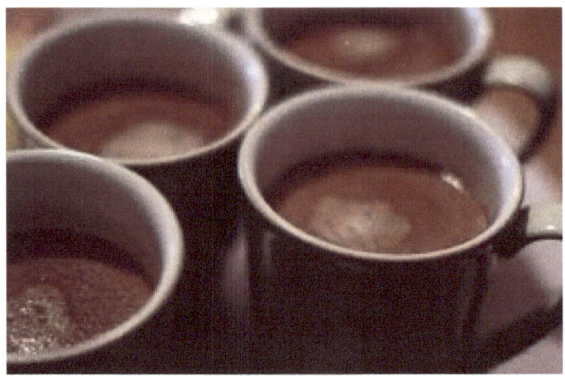

Ingredientes

¼ taza de semillas de cáñamo

1 taza de agua tibia o caliente

3 cucharadas de cacao en polvo

2 cucharadas de jarabe de arce o néctar de agave oscuro

Opcional: una pizca de canela, lúcuma, algarroba y/o maca

Instrucciones

En una batidora, mezclar todos los ingredientes hasta obtener una mezcla homogénea. Probar, ajustar el sabor a su gusto y verter en una taza.

Batido de Frutas

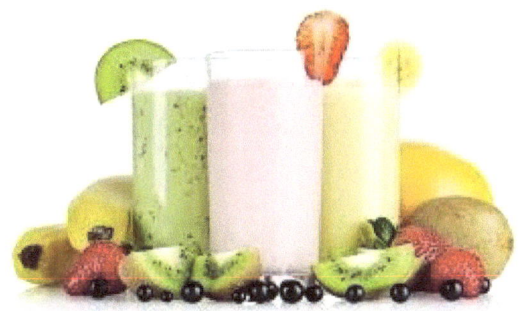

Ingredientes

200 ml de jugo de fruta natural

1 puñado de bayas

1 cucharada de miel o agave

1 cucharadita de lecitina

1 cucharada de mezcla de linaza, pipas de girasol y almendra (puede ser el polvo, aunque recomiendo enteras para mantener sus propiedades)

1 cucharada de bayas de goji, hidratadas

1 cucharada de chía, hidratada

Preparación

Colocar todos los ingredientes en una batidora y batir hasta conseguir un batido de fruta delicioso.

He aquí un breve resumen nutricional de los ingredientes del batido de frutas:

Todas las frutas son anti-edad y las bayas son extremadamente altas en antioxidantes. También contienen luteína y zeaxantina que ayudan a mantener la salud de los ojos.

Puede utilizar una mezcla de grosellas negras, moras, fresas, arándanos, frambuesas y otras frutas parecidas. Comprarlas congeladas es una excelente forma de asegurarse un suministro constante fuera de temporada.

Miel y agave son buenos edulcorantes.

La lecitina ayuda a hacer que sus células estén fuertes, flexibles y saludables y, al mismo tiempo, permite eliminar toxinas y aporta nutrientes. También ayuda a crear un batido cremoso sin usar productos lácteos.

La mezcla de semillas y nueces es una manera fácil de ponerlas a disposición de su cuerpo.

Las almendras son ricas en calcio, las semillas de lino son la fuente más rica de omega 3 (y para aliviar el estreñimiento) y las semillas de girasol son ricas en potasio, zinc, hierro, calcio y vitaminas D y E.

Las bayas de Goji, conocidas como el súper alimento tibetano, contiene 21 minerales, vitamina C y son ricas en antioxidantes.

Las semillas de chía contienen ocho veces más omega 3 que el salmón y también son una buena fuente de potasio, fósforo, folato, zinc, fibra y vitaminas A, B12 y C. Dicen que es uno de los grandes secretos de los Raramuri, grandes corredores de México, conocidos por su capacidad de correr 48 horas o 500 millas sin parar (y sin faltarles la respiración, fue tema de un libro de Christopher McDougall llamado Born to Run.

Batido Verde

Una gran manera de empezar el día es cargar tu cuerpo con los nutrientes de sus verduras favoritas. El truco para hacer un batido verde es que sea sencillo.

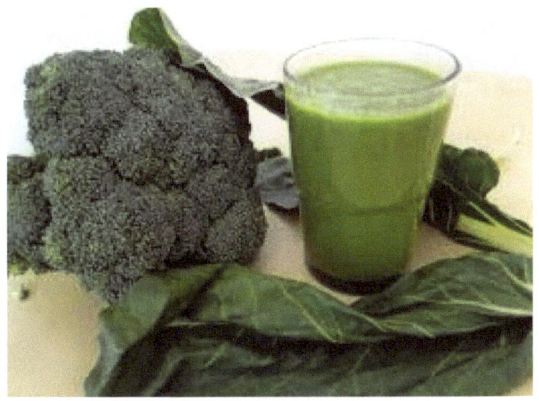

Ingredientes

1 banana/plátano

Un puñado de sus bayas favoritas (fresas frescas van muy bien en este batido)

1 puñado grande de espinaca baby, o ½ pepino

2 manzanas

1 puñado de perejil

Jengibre al gusto, pelado y en rodajas

Jugo de ½ limón

Miel o agave para endulzar

Preparación

Colocar todos los ingredientes en una batidora y batir hasta conseguir un batido cremoso.

Información Nutricional:

Las espinacas son ricas en ácido fólico y hierro

El pepino es rico en silicona y azufre, que ayuda a tener uñas, cabello y piel fuertes.

El perejil es un gran aliado renal, rico en hierro y alto contenido en calcio y vitamina C.

Para su receta de batido verde también puede usar:

Col rizada – rica en glucosinolatos, que ayuda en la desintoxicación del hígado

Berro – rico en vitamina C y glucosinolatos

Acelgas – ricas en magnesio, vitaminas C, A y K

Lechuga de hojas verde oscuro – minerales anti envejecimiento

Endibia – contiene mucho potasio y hierro

Hojas de mostaza – ricas en glucosinolatos y vitaminas A, C y E

Sorprendentemente delicioso e increíblemente bueno para usted, cuando experimente esta bebida, pronto se convertirá en un defensor del batido verde y comenzará a experimentar con sus propias frutas y verduras para hacer combinaciones hasta lograr su propio batido verde, a su gusto .

Estas saludables recetas de batidos son una gran alternativa a su habitual desayuno de cereales. Los batidos de frutas y los batidos verdes son opciones saludables de desayuno para las personas interesadas en una vida más sana o para aquellos que desean un sencillo, rápido y nutritivo inicio de día.

Batido de Remolacha, Espinaca y Manzana

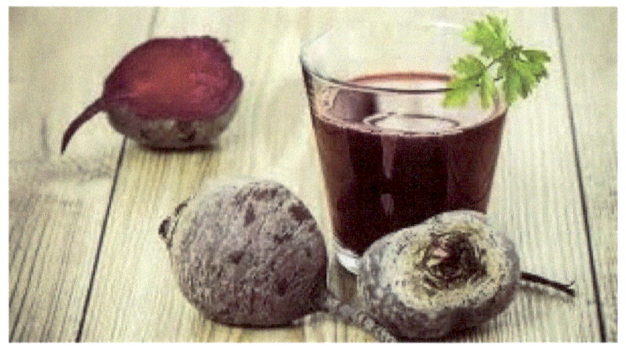

Ingredientes

200 ml de zumo de remolacha refrigerado

100 ml de zumo de manzana refrigerado

250 ml yogur natural - con cultivos activos

2 tazas (80 g) de espinacas picadas finas

Preparación

Colocar y batir todos los ingredientes en una batidora. Se puede añadir hielo para enfriar un poco más o también puede añadir hierbas y otros sabores.

Información Nutricional:

Energía: 315 Kcal

Carbohidratos: 50 g

Proteínas: 15 g

Grasa: 5 g – dependiendo de su elección de yogur

Nitratos: 350 mg – Estimado

Batido de Proteína de Chocolate Caliente

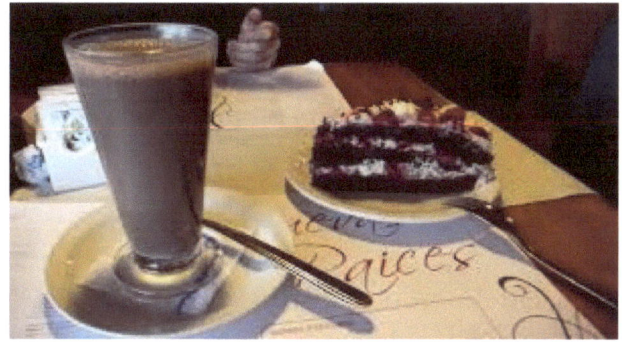

Ingredientes

1 ½ taza de leche entera - puede utilizarse como sustitutos leche de almendra o leche de coco

1 huevo pasteurizado

1 cucharada de proteína en polvo sabor vainilla sin azúcar o normal (opcional)

2 cucharadas de cacao en polvo, sin azúcar

½ cucharadita de extracto de vainilla

1 ½ cucharada de miel o cualquier otro edulcorante de su elección

Preparación

Calentar la leche en una cacerola pequeña a fuego medio hasta que comiencen a formarse burbujas.

Mientras que la leche se calienta, colocar el huevo, proteína en polvo, cacao, vainilla y miel en la batidora y mezclar .

Verter la leche caliente poco a poco y mezclar de nuevo hasta que quede cremoso.

Probar y rectificar el edulcorante, si lo desea y servir inmediatamente.

Una cucharada de mantequilla de maní o un plátano puede ser una adición deliciosa y puede utilizar chocolate negro en lugar del cacao en polvo para añadir flavonoides, que ayudarán a hacer esta bebida aún más saludable y más beneficiosa para hombres con disfunción eréctil.

Batido Monstruo Verde

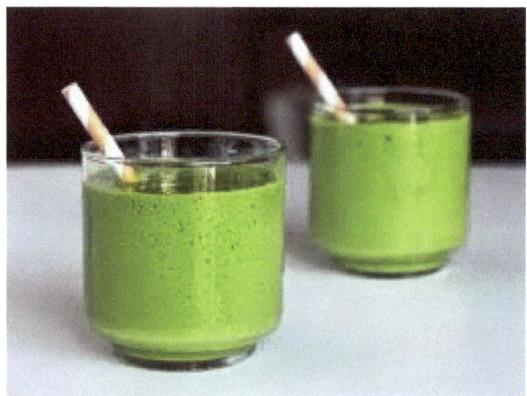

Un batido muy fácil, repleto de vitaminas y proteínas, el monstruo verde es el compañero ideal para el desayuno o almuerzo en viaje. El yogur griego y la mantequilla de maní proporcionan una buena dosis de proteínas, mientras que las espinacas proporcionan una gran cantidad de vitaminas A, C y K, además de calcio, fibra y magnesio .

Ingredientes

1 plátano maduro pequeño, pelado

2 tazas de hojas de espinacas baby

1 cucharada de mantequilla de maní

3/4 de taza de leche de almendra sin azúcar sabor vainilla

½ taza de yogurt griego bajo en grasa

Preparación

Colocar todos los ingredientes en la batidora, agregar hielo (opcional) y mezclar hasta que quede cremoso.

Usted puede preparar este batido de muchas maneras, por ejemplo con polvo de proteína o semillas de lino, e incluso colocando arándanos y muchos otros ingredientes, a su gusto. Comience con esta receta básica. Después haga variaciones de acuerdo con sus preferencias.

Batido de Fresa y Plátano con Semillas de Chía

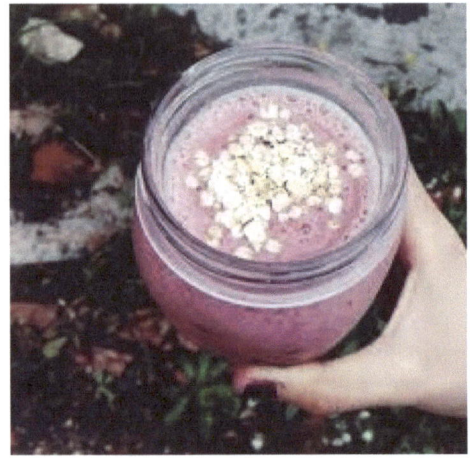

Este delicioso batido contiene frutas frescas, semillas de chía y leche de coco, y le proporcionará una generosa dosis de proteínas y zinc. Se puede disfrutar a cualquier hora del día, cualquier día y le ofrecerá un impulso refrescante y motivador a su vida.

Ingredientes

1 taza de fresas frescas, sin tallo y limpias

1 plátano natural o congelado, pelado

4 cubitos de hielo

1 cucharadita de semillas de chía remojadas en ¼ taza (60 ml) de agua

⅓ de taza (160 ml) de leche de coco light

Preparación

Colocar todos los ingredientes en una batidora.
Batir hasta conseguir la consistencia deseada, añadiendo
más agua para diluir si es necesario.

Recetas de Postres

Pudding de Chía Rico en Calcio

Las semillas de chía son una increíble fuente de calcio, un
mineral que puede ser difícil de conseguir en cantidad
suficiente en una dieta basada en alimentos crudos.

¡Añada semillas de sésamo y obtendrá más calcio bio-
disponible que con cualquier otro alimento, sea con de
cereales cocinados y productos lácteos! Las semillas de
sésamo también proporcionan una gran cantidad de zinc, que
puede ser un poco difícil de encontrar en una dieta vegana.

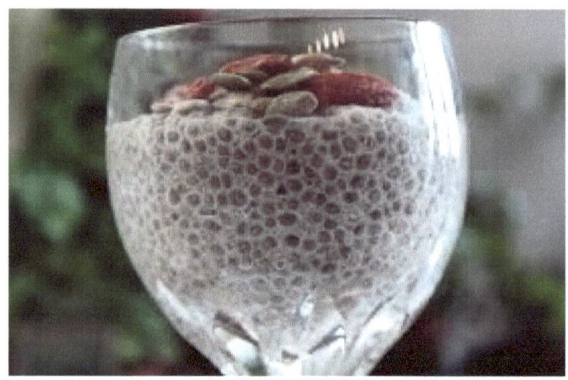

Ingredientes

½ taza de semillas de sésamo

1 ½ taza de agua

2-4 cucharaditas de néctar de agave

1 pedazo de vainilla en rama (unos 2-3 centímetros)

¼ taza de semillas de chía

¼ cucharada de canela

Instrucciones

Mezclar de semillas de sésamo, agua, agave, canela y vainilla hasta que quede cremoso.

Si queda muy espeso, colocar un poco más de agua.

Si lo desea puede agregar más agave.

Las semillas de sésamo pueden ser un poco amargas, pero como las semillas de chía absorben el líquido, el pudín quedará más suave y cremoso.

Agregar las semillas de chía en la leche de sésamo.

Beber inmediatamente, o dejar reposar hasta que se espese.

Mousse de Chocolate

Siéntase un virtuoso mientras disfruta de esta deliciosa mousse de chocolate.

¡Cargado de antioxidantes y nutrientes, sus niveles de energía se elevarán con cada cucharada!

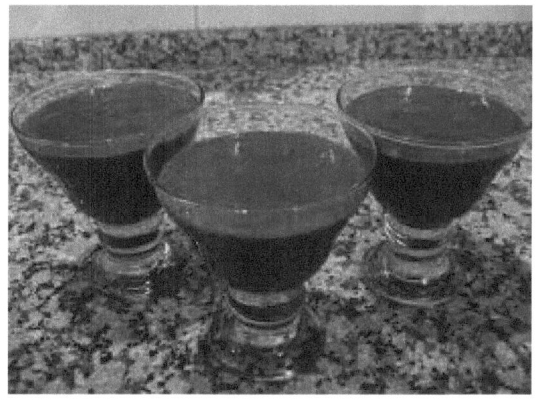

Ingredientes (para 2-3 porciones)

2/3 de taza de jarabe de arce, néctar de agave o miel

½ cucharadita de extracto de vainilla orgánica

2 aguacates maduros

½ cucharadita de cacao en polvo

1/8 cucharadita de sal marina

1 cucharadita de lúcuma en polvo

2-4 tazas de agua

2 cucharadas de bayas de goji

Instrucciones

Mezclar los aguacates en un procesador de alimentos hasta que quede cremoso.

Añadir los demás ingredientes excepto las bayas de goji y seguir mezclando hasta obtener una mouse uniformemente coloreada y esponjosa.

Verter la mousse de chocolate en un tazón y refrigerar durante una hora.

Espolvorear con las bayas de goji justo antes de servir.

¿Parece muy simple, no es verdad?

La vida debe ser simple para poder disfrutar de ella. Estas recetas están pensadas para ayudarle, no para darle dolores de cabeza.

Tal vez se pregunte qué hacer después de seguir todas las recetas.

La respuesta a esta pregunta es muy simple, al igual que las anteriores. Prácticamente tiene opciones ilimitadas para realizar diferentes versiones de las recetas, hasta que encuentre las mejores para usted. Si usted toma suplementos diarios, en la dosis recomendada (como se indica en las instrucciones de uso) y mejora el consumo de algunos alimentos que ayudan a mejorar la circulación sanguínea, debe mantener y esperamos que aumentar gradualmente la circulación de la sangre.

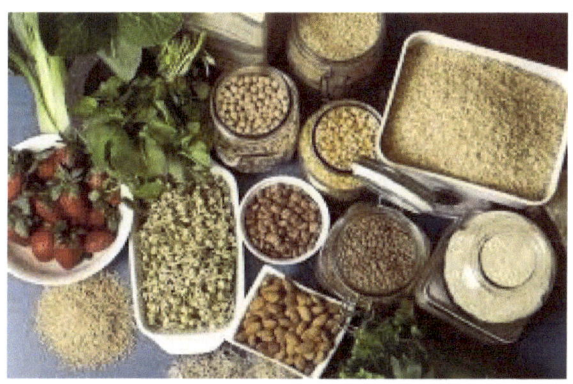

Eso le permitirá cambiar temporalmente su alimentación e incorporar muchos otros productos. "Temporalmente" podría ser una expresión de tiempo relativo, pero como cada persona tiene diferentes condiciones, ese tiempo es diferente para cada uno.

Recuerde que debe seguir el programa de 4 semanas cada año y no preocuparse con los suplementos diarios, le aconsejo realizarlo en sus vacaciones, un tiempo para dedicarse a su salud y que le reportará mejoras durante el resto del año, aunque de todas formas debe tratar de mejorar su dieta incorporando en ella los alimentos beneficiosos descritos en estas recetas. También puede realizar el programa cada 6 o 9 meses, puede realizar un programa corto de 5 días para mantener o mejorar la circulación.

También puede tomar los suplementos naturales descritos en mi Guía para Mejora de la Disfunción Eréctil por un período de aproximadamente dos semanas. Sólo debe encontrar su propio paso y ritmo y ver lo que funciona mejor en usted. Preste atención a su cuerpo y vea si los síntomas vuelven.

Conclusión

Cuando un hombre no puede mantener relaciones sexuales normales y satisfacerse a sí mismo y a su pareja sexual, puede sentirse deprimido y muy solo. Esto crea una cascada de eventos, donde la pareja comienza a distanciarse emocional y físicamente.

Normalmente los compañeros sexuales miden su amor propio, feminidad y deseabilidad por cómo los hombres responden a su sexualidad y son particularmente vulnerables a miedos de abandono y rechazo. La separación emocional de algunos hombres se alimenta en estos miedos . Los compañeros pueden preocuparse pensando que puede ser impotente con ellos, pero potentes con otras personas, eso les deja un sentimiento de traición e infidelidad, que muchas veces no expresan y crece cada día. Esta cuestión puede conducir a una pareja a separarse debido a miedos e ideas falsas, cuando en realidad la pareja se tiene que comunicar.

Cuando un hombre o una mujer no pueden realizar una relación sexual amorosa debido a la Disfunción Eréctil, uno o ambos individuos pueden optar por no practicar con su pareja cualquier otro tipo de experiencia sexual. Después de experimentar el dolor asociado con el rechazo y la falta de empatía de su pareja, hombres y mujeres desvían su atención a otros asuntos con el fin de compensar la pérdida de su pareja sexual.

A veces los problemas de potencia sexual son solo una pantalla de problemas emocionales o de relación más graves. En este punto, puede haber otros problemas de relación entre la pareja que tienen prioridad antes de centrarse en las cuestiones de Disfunción Eréctil. Este es un momento apropiado para que el hombre o la pareja acudan a un consejero matrimonial o terapeuta sexual. Todas las parejas pueden beneficiarse de la apertura de líneas de comunicación acerca del sexo y aprender cómo utilizar mejor sus capacidades funcionales. El asesor puede reavivar el romance y redirigir las energías a la relación.

Esta guía está dirigida especialmente a los hombres. Los hombres que saben lo que quieren no tienen problema en admitir sus dificultades y saben que este problema debe ser corregido tan pronto como sea posible . Esta guía está dirigida a aquellos que no quieren perder a su pareja y que quieren disfrutar de la vida en su máxima expresión.

Seguir estas recetas y leer mi Guía para Mejora de la Disfunción Eréctil significa que han tomado una decisión y quiere mejorar ciertos aspectos importantes de su vida. No es nada para avergonzarse, al contrario, cuando tiene un problema lo mejor es afrontarlo y superarlo. Después de leer la guía usted sabrá no sólo qué hacer para mejorar su rendimiento sexual, si no también encontrar consuelo en saber que no está solo enfrentando el problema. También entenderá que sólo tiene un problema temporal y que pronto pasará.

Por lo tanto, buena suerte con su tratamiento natural y sea optimista. ¡Las cosas cambiarán para mejor!

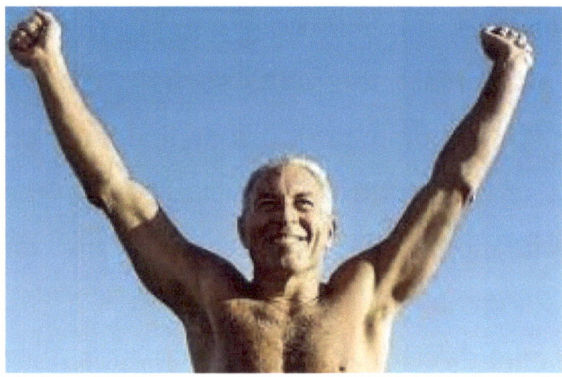

¡Sentirse de nuevo como cuando era un adolescente!

www.ingramcontent.com/pod-product-compliance
Lightning Source LLC
Chambersburg PA
CBHW040321010626
45792CB00024B/2082